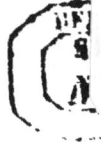

I0060392

DES

TUMEURS MALIGNES PRIMITIVES

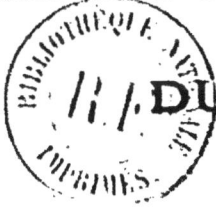

DU CLITORIS

PAR

René BORDERES

DOCTEUR EN MÉDECINE

ANCIEN INTERNE DES HOPITAUX D'ORAN

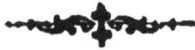

MONTPELLIER

IMPRIMERIE Gust. FIRMIN, MONTANE ET SICARDI
Rue Ferdinand-Fabre et Quai du Verdanson

1905

DES

TUMEURS MALIGNES PRIMITIVES

DU CLITORIS

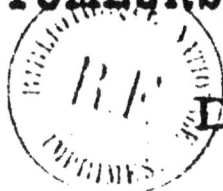

PAR

René BORDERES

DOCTEUR EN MÉDECINE

ANCIEN INTERNE DES HOPITAUX D'ORAN

MONTPELLIER

IMPRIMERIE Gén. FIRMIN, MONTANE ET SICARDI

Rue Ferdinand-Fabre et Quai du Verdanson

1905

Tc 101

866

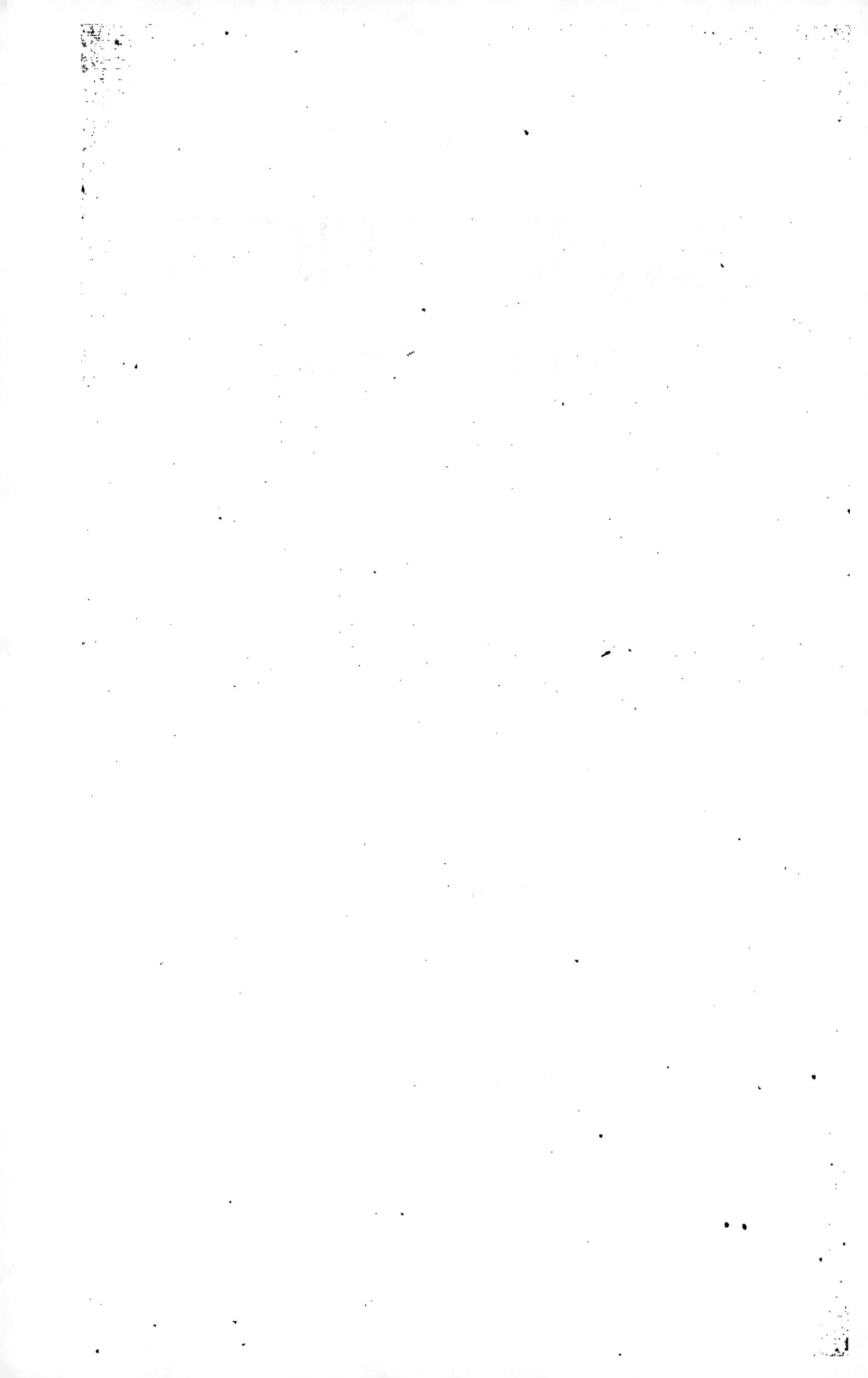

A MON PÈRE A MA MÈRE

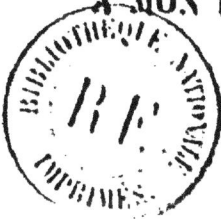

Témoignage de profond amour et de vive reconnaissance

BIBLIOTHÈQUE NATIONALE R F IMPRIMÉS

A MON FRÈRE LE DOCTEUR EMILE BORDÈRES

A MON FRÈRE ALBERT BORDÈRES

A MES PARENTS

H. BORDÈRES

A Monsieur le Docteur GIUDICELLI

MÉDECIN DE COLONISATION DE 1re CLASSE ET DES CHEMINS DE FER
ALGÉRIENS DE L'ÉTAT

Hommage respectueux et reconnaissant.

A L'INTERNAT D'ORAN

A MES AMIS

R. BORDÈRES

A MES MAITRES DE L'ÉCOLE D'ALGER

A MES MAITRES DE LA FACULTÉ DE LYON

A MES MAITRES DE LA FACULTÉ
DE MONTPELLIER

A MES MAITRES DE L'HOPITAL D'ORAN

R. BORDÈRES.

A MON PRÉSIDENT DE THÈSE

Monsieur le Docteur TÉDENAT

PROFESSEUR DE CLINIQUE CHIRURGICALE A LA FACULTÉ DE MONTPELLIER

R. BORDÈRES.

INTRODUCTION

A la séance du 12 février 1904, de la « *Société des sciences médicales* » de Montpellier, MM. P. Soubeyran et Ed. Bosc, présentaient un cas d'épithélioma primitif du clitoris observé dans le service de M. le Professeur Tédenat et l'accompagnaient des réflexions suivantes :

« Sans être le « *merle blanc* », ainsi que le qualifie
» Trélat, l'épithélioma primitif du clitoris est cependant
» rare Louradour en a rassemblé seulement onze cas, dont
» quatre paraissent secondaires à un cancer des autres parties
» de la vulve. Restent donc sept cancers primitifs. Il faut y
» ajouter depuis, les cas de Barnsby, Franck, Lipinsky,
» Rœder, Morestin, dont l'indication bibliographique se
» trouve dans la thèse de Fileux ».

S'il est vrai que les cas de cancer primitif du clitoris sont rares, plus rares encore sont les auteurs qui ont entrepris l'étude de cette affection.

Si l'on considère, en effet, les tumeurs malignes des différentes régions de la vulve :

Cancer labial ;

Cancer du méat urinaire ;

Cancer du clitoris ;

On voit qu'il y a dans la littérature médicale, des travaux sur les localisations primitives au méat urinaire (Soulier 1889),

(Wasserman, 1895), et aux lèvres (Besc, 1887). Lahaye, Maurel, Sassy, Syme, Schwartze, Francke (1898), mais qu'il n'en est pas de même pour le cancer primitif du clitoris.

Frappé de ce fait, nous avons recherché les observations de cancer primitif du clitoris publiées jusqu'à nos jours, et à l'aide des cas que nous avons ainsi recueillis, et de celui qui fut observé dans le service de M. le Professeur Tédenat, nous avons essayé de présenter une étude de la question.

Le but de ce travail est donc d'étudier le cancer primitif de la vulve à point de départ clitoridien à l'exclusion de toute autre localisation vulvaire.

Voici le plan que nous suivrons :

Après quelques mots d'historique, le premier chapitre sera consacré à l'étiologie, sur laquelle nous insisterons plus particulièrement.

Le chapitre II à l'anatomie pathologique.

Le chapitre III à la symptomatologie.

Le chapitre IV au diagnostic et au pronostic.

Le chapitre V au traitement.

Enfin nous poserons nos conclusions.

Les observations seront intercalées dans le texte en leurs lieux et places respectives.

Mais avant d'entrer dans le développement de notre sujet, qu'il nous soit permis de remercier M. le Professeur-agrégé Soubeyran qui nous a accueilli avec tant de bienveillance et de cordialité et à qui nous devons le sujet de cette thèse.

M. le Professeur Ducamp et M. le Professeur-agrégé Ardin-Delteil ont droit à toute notre gratitude pour la bienveillance qu'ils nous ont manifestée en diverses occasions.

Que M. le Professeur Carrieu veuille bien agréer nos remerciements pour l'amabilité avec laquelle il a bien voulu siéger dans notre jury de thèse.

Nous prions M. le Professeur Tédenat d'agréer l'hommage de notre respectueuse reconnaissance pour l'honneur qu'il nous a fait en acceptant la présidence de notre jury de thèse.

Que MM. les médecins de l'hôpital d'Oran veuillent bien accepter l'hommage de notre vive reconnaissance.

En terminant, nous adressons nos meilleurs remerciements à MM. les docteurs Derrien, Jourdan et Hedembaig pour leur précieux concours dans la rédaction de ce modeste travail.

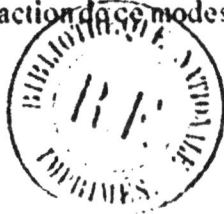

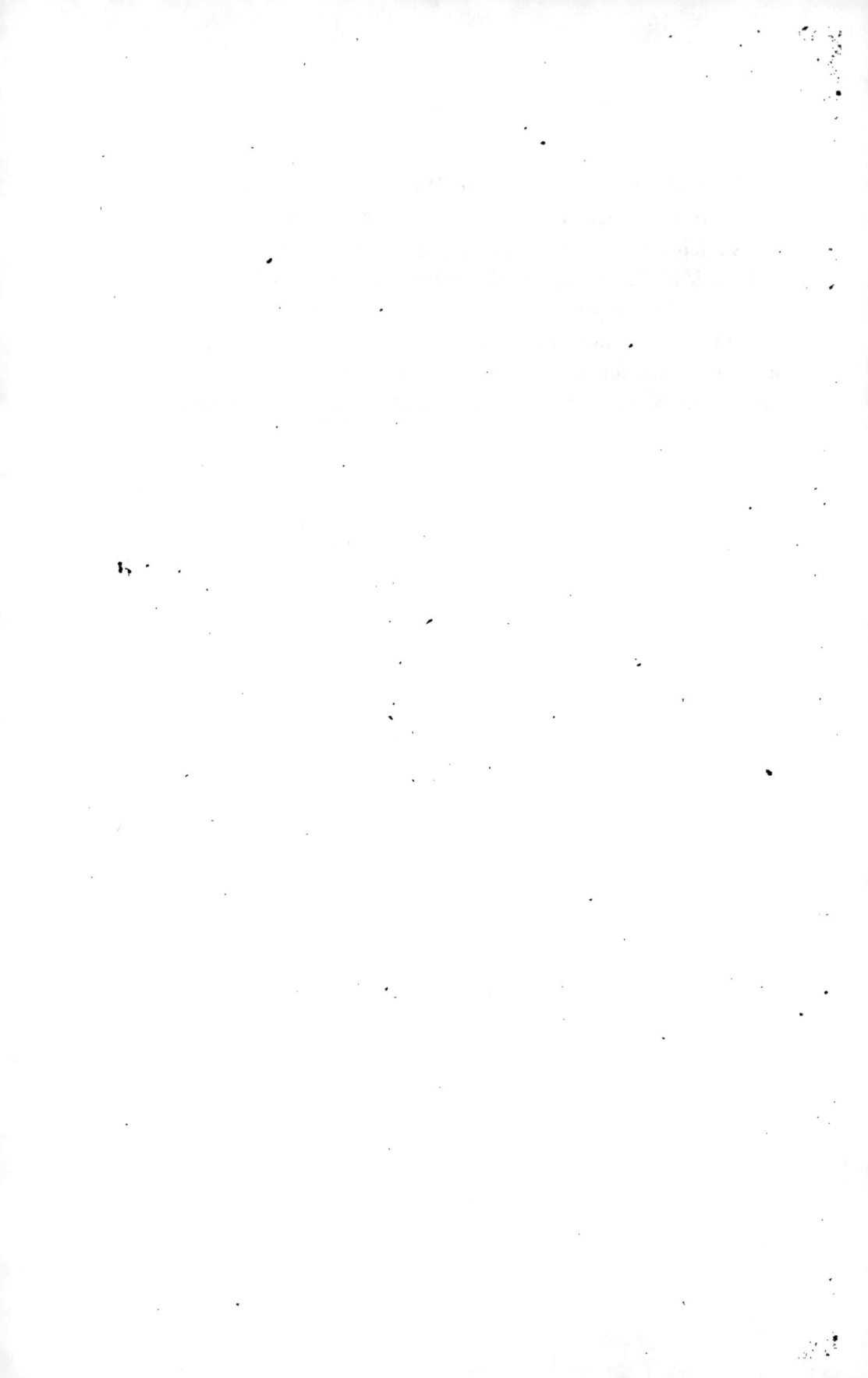

DES

TUMEURS MALIGNES PRIMITIVES

DU CLITORIS

BIBLIOTHEQUE NATIONALE R F

HISTORIQUE

Le premier travail qui parut sur les Tumeurs malignes primitives du clitoris ne remonte pas à plus de dix ans. Avant cette époque, presque tous les traités classiques de gynécologie les passent sous silence ou ne font que le signaler comme des affections très rares. Les quelques observations, connues alors, ont été publiées isolément et avec une description très succincte.

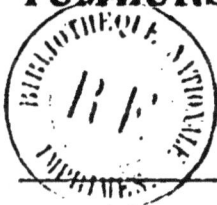

Lebert en a observé quatre cas et les relate dans son *Traité des maladies cancéreuses.*

Churchill, Boivin et Dugès, dans leurs *Traités des maladies des femmes*, en citent chacun 3 cas ; Mayer un cas ; Bailly également un autre cas dans la *Gazette hebdomadaire de Médecine et de Chirurgie* (1868).

En 1885, Deschamps, dans les *Archives de tocologie*, publie une étude sur les ulcérations non vénériennes de la vulve et y rassemble tous les cas connus de cancer du clitoris.

Puis viennent les thèses de Lahaye (1888), Dauriac

(1888) et Sassy (1891) sur les tumeurs malignes primitives de la vulve ; ils y comprennent naturellement le cancer du clitoris, mais n'en font pas une étude spéciale.

Depuis cette époque, quelques observations isolées, celles de Jacobs (1891, de Brindel (1891), de Faguet (1891) furent publiées dans le *Bulletin de la Société anatomique et physiologique de Bordeaux.*

C'est à ce moment, en 1895, que parut la thèse de Louradour, de Bordeaux, la première qui s'occupe uniquement du cancer primitif du clitoris. On y trouve indiquées ou relatées toutes les observations précédentes qui sont au nombre de onze, et encore y en a-t-il quatre dans lesquelles le point de départ clitoridien de la tumeur n'est pas nettement établi.

Fileux (1902), dans sa thèse sur les tumeurs malignes primitives de la vulve, recherchant dans les littératures française et étrangère les observations publiées depuis la thèse de Louradour, ne relève que cinq cas : ceux de Franke (1898), de Lipinski (1897), de Rœter (1891), de Barnsby (1898), de Morestin (1900), auxquels il ajoute un cas qu'il a observé personnellement dans le service de M. Gérard-Marchant.

Depuis la thèse de Fileux, le seul travail d'ensemble sur les tumeurs malignes du clitoris a été publié à l'étranger dans les *Archiv. für gynaekologie* (1904) par Schmidlechner, qui rapporte deux nouveaux cas observés à la Clinique gynécologique de Budapest.

Nous avons, à notre tour, recherché les cas publiés en France et à l'étranger et les avons relatés en leurs lieux et places respectives, dans le courant de notre travail.

CHAPITRE PREMIER

ÉTIOLOGIE

Le cancer du clitoris peut être secondaire et survenir à la suite d'ulcérations de la vulve et du vagin, ou primitif, et apparaître alors comme le premier phénomène morbide de cette région. Nous laisserons de côté le cancer secondaire qui est en dehors de notre sujet, pour ne nous occuper que de l'étiologie du cancer primitif.

C'est une affection extrêmement rare. Sur 3.319 cas de cancers génitaux, Gurlt n'en trouve que 81 pour la vulve et 10 seulement pour le clitoris. Lipinski un cas seulement sur 2.253 cancers génitaux.

Schültze (Université d'Iéna) 5 cas, en 30 ans.

Engstrom, 2 cas en 20 ans.

Bjorgnist et Jacoby, fouillant la littérature, ont pu rassembler 10 cas de cancer du clitoris parmi lesquels cependant beaucoup d'insuffisamment étudiés et incomplètement décrits.

Le cancer du clitoris apparaît surtout vers la ménopause, entre 50 et 70 ans. Quelques cas font pourtant exception. Ainsi celui de Launois, où une petite fille de 5 ans fut opérée pour sarcome de la région clitoridienne. Après 70 ans on l'observe moins rarement qu'avant 50.

Tels les cas de Foubert, de Gérard-Marchand, où les malades avaient 75 et 76 ans

Quant aux causes étiologiques proprement dites, elles sont nombreuses d'après les auteurs. Il en est, comme l'hérédité, qui sont communes au cancer du clitoris et aux cancers des autres régions. Nous n'envisagerons ici que celles qui ont trait au cancer du clitoris proprement dit.

Les rapports sexuels et les grossesses répétées ont-ils une influence bien nette sur la production de la tumeur ? Bien que presque tous les cas aient été observés chez des femmes mariées et ayant eu de nombreuses grossesses, il est difficile d'être affirmatif. Il existe, en effet, des exceptions, le cas de Launois en particulier, qui prouvent que le cancer du clitoris peut survenir chez les vierges.

Boivin et Dugès ont incriminé les attouchements répétés du clitoris. Dugès rapporte le cas d'une ouvrière de 31 ans qui avouait cette origine. Il est pourtant plus vraisemblable d'admettre que la masturbation résulte du prurit déjà en scène. D'ailleurs l'âge de la majorité des malades plaide contre cette théorie.

Quelques auteurs invoquent les traumatismes, s'inspirant de la théorie de Verneuil, qui veut que chez un individu prédisposé, le traumatisme d'une région y provoque ce qu'il appelle le « rappel de diathèse ». A l'appui de cette thèse, Engstöm cite le cas d'une jeune fille de 21 ans qui, en montagne, tomba sur un rocher et se blessa aux organes génitaux. La plaie ne guérit pas, s'accrut ; il survint un prurit intense bientôt suivi de douleurs, et une biopsie démontra la nature cancéreuse de l'ulcération.

Hutchinson prétend que la syphilis est en cause. D'après lui, le cancer se développerait sur les régions qui ont été anciennement le siège de lésions syphilitiques et les ulcérations peuvent « dégénérer en cancer d'une façon si

» imperceptible et graduelle qu'il est impossible de dire quand l'un finit et quand l'autre commence ». C'est également l'opinion qu'émet Ozenne dans sa thèse (Paris 1881), On peut, avec Louradour, émettre des doutes sur cette étiologie car, dit-il « étant donné actuellement le nombre » de femmes syphilitiques qui présentent toutes sortes » d'accidents aux parties génitales externes, on aurait le » droit de s'étonner que le cancer fût aussi rare dans ces » régions ».

Pour Sassy, « le prurit vulgaire doit seul être mis en cause ». Il est exact que la plupart des malades voient leur affection commencer par le prurit, mais toutes ne l'accusent pas comme symptôme du début, et cela seul suffit à infirmer cette étiologie exclusive. En outre, on est en droit de se demander si ce prurit est bien la cause ou seulement un symptôme du début du cancer du clitoris.

Une cause qui a également été invoquée, c'est la transformation des tumeurs bénignes en tumeurs malignes (Tédenat) et Vinckel cite un cas de cancer du clitoris résultant d'une verrue de la région clitoridienne qui confirmerait cette opinion.

Enfin, de même que le psoriasis buccal a été considéré comme l'affection prédisposant par excellence au cancer buccal, de même on attribue aujourd'hui à la leucoplasie vulvaire la majorité des cancers primitifs qui se développent dans cette région. De nombreux auteurs ont noté la cœxistence de ces deux affections. Reclus (1887) et Besc (1887) les premiers en ont donné une description clinique. Perrin (1891), Monod (1896) en firent une étude plus complète et purent même constater le développement d'un épithélioma sur une plaque de leucoplasie. Mais c'est Le Dentu (1896), Pichevin et Aug. Pettit (1897) qui mirent la question au point en faisant une étude anatomo-patho-

logique de la leucoplasie « Ils constatent, dit Perruchet (1)
» à qui nous empruntons cette analyse, l'existence de
» globes épidermiques au sein même de l'épithélium leu-
» coplasique et prennent sur le vif la transformation de
» la leucoplasie en cancer. Ils arrivent à cette conclusion
» que l'épithélioma n'est pas seulement un accident causé
» par des modifications pour ainsi dire mécaniques de la
» plaque cornée, mais que celui-ci doit plutôt être consi-
» déré comme le stade évolutif ultime de la leucokératose ».
Gaucher et Sergent (1900) arrivent aux mêmes conclusions. Enfin Paul Petit, étudiant aussi une plaque de leucoplasie avec évolution cancéreuse tout à fait au début,
conclut que « de la leucokératose au cancer il n'y a qu'un
» pas, si même la leucokératose n'est pas que le premier
degré du cancer ».

D'autre part, Perruchet rassemblant tous les cas publiés
de leucoplasie vulvo-vaginale, trouve que sur les 18 observations qu'il a recueillies, 3 seulement ne signalent pas
la coexistence du cancer, et encore ces 3 cas sont-ils douteux ou mal observés.

On peut donc dire que tous les cas de leucoplasie vulvaire se compliquent de tumeur maligne et la conclusion
logique de tous ces faits est, sinon de faire de tous les
cancers du clitoris des leucoplasies ayant évolué vers le
cancer, du moins d'attribuer à la leucoplasie la place pré-
dominante dans l'étiologie du cancer.

Nous relatons, à l'appui de cette thèse, l'observation
de Perruchet et le cas publié par Morestin dans le
Bulletin de la Société anatomique (1900).

———————

1, " La gynécologie " février 1901. E. V. Perruchet.

OBSERVATIONS

Observation Première

Perruchet. — *La Gynécologie*, février 1901

Mme C...., 25 ans, de Saint-Seine-sur-Virgane, vient me consulter le 28 janvier 1900. Elle me raconte que, réglée à l'âge de 12 ans, elle a toujours eu depuis cette époque des démangeaisons vulvaires augmentant d'intensité au moment de la menstruation. Jamais de leucorrhée. Mariée depuis 18 mois, elle accouche il y a 4 mois d'une petite fille bien portante, et peu après l'accouchement, elle voit apparaître à la partie supérieure de la vulve une petite tumeur au sujet de laquelle elle me demande mon avis, réclamant surtout de faire cesser ces démangeaisons vulvaires qui, depuis deux mois, sont devenues intolérables.

En examinant la malade, je trouve le gland du clitoris considérablement augmenté de volume ; il a la grosseur d'une noisette, fait saillie entre les lèvres. Cette petite tumeur blanc sale est hérissée de petites papilles nombreuses, séparées par des sillons plus ou moins profonds. C'est l'aspect d'un papillome. Cette tumeur est dure au toucher, les papilles ont la consistance cornée ; elles sont

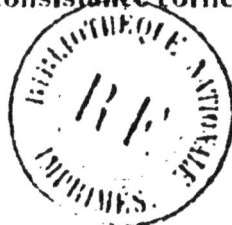

BIBLIOTHÈQUE NATIONALE — IMPRIMÉS

2

sèches, sans aucun suintement, résistent au frottement et toutes sur une base indurée.

En écartant les lèvres de la vulve, on s'aperçoit que la tumeur siège exactement sur le gland du clitoris, sans empiéter sur le fourreau. *Elle repose sur une plaque de leucoplasie en forme de fer à cheval, large d'environ 15 à 20 millimètres et qui descend de chaque côté du clitoris symétriquement jusqu'au niveau d'une ligne passant à peu près par le méat urinaire.* Cette plaque est blanche, lisse, sans sillons ni fissures : elle est bordée par un très fin liseré rouge. La plaque est souple, l'enduit blanc nacré est très adhérent, ne peut être détaché par un frottement énergique avec un tampon de coton ; en râclant avec une lame de ciseaux, on fait saigner la muqueuse.

Plus bas, au voisinage de la fourchette, il existe sur la lèvre droite une seconde plaque de leucoplasie de la largeur d'une pièce de deux francs, très légèrement ovale, d'un blanc sale, très légèrement surélevée au dessus de la muqueuse saine. La partie centrale de cette plaque est sillonnée de fissures très superficielles délimitant de très petits quadrilatères légèrement saillants. Cette portion de la plaque, à aspect craquelé, n'a pas plus de 1 centimètre de diamètre. Ici pas de liseré rouge bordant la plaque, mais l'enduit est adhérent et ne se laisse pas détacher. Le vagin est net de toute lésion.

Le col, légèrement exulcéré avec éversement des lèvres, laisse suinter un liquide glaireux et transparent. L'utérus est gros ; mais il ne faut pas oublier que cette femme est accouchée depuis 1 mois et allaite son enfant. Je cherche avec soin s'il existe de l'adénopathie inguinale ; il ne m'est pas possible, malgré la plus grande attention, de trouver le plus petit ganglion.

La malade me dit n'avoir jamais eu de maladie sé-

rieuse. Elle est sujette à des migraines, se plaint de
douleurs dans le dos, au niveau des omoplates, au niveau
des articulations des genoux. C'est une constipée. Aucune
trace de syphilis ni cicatrices suspectes, ni souvenir de
quelque lésion génitale, ni chute des cheveux, ni adéno-
pathies. Les parents, toujours bien portants, vivent encore et ne présentent rien dans leur passé pathologique
qui puisse rappeler la syphilis. L'enfant de la malade est
un bel enfant, bien portant, ne présentant aucune tare.
L'état général de M⁰⁰ G... est parfait, elle ne souffre pas
de l'allaitement et présente même un certain degré d'em-
bonpoint.

Je porte le diagnostic de leucoplasie vulvo-vaginale et
fais des réserves sur le pronostic, regardant comme sus-
pecte la tumeur clitoridienne, sans oser affirmer toutefois
qu'il s'agit d'un épithélioma. Je propose l'extirpation
totale des lésions et la pratique le 31 janvier 1900. J'enlève le clitoris en entier, toute la muqueuse atteinte de
leucoplasie, dépassant largement les limites du mal et je
suture les parties cruentées. Les suites furent des plus
simples, et au bout de douze jours la malade quittait la
Maison de Santé, la réunion étant complète, et je me
bornai à prescrire des soins de propreté les plus minu-
tieux. Je perdis la malade de vue. Elle revint au mois de
mai 1902, se plaignant d'une grosseur qui depuis trois
mois s'était montrée dans l'aine gauche et de démangeaisons vulvaires. Ces dernières, complètement dispa-
rues après l'opération, avaient cessé pendant cinq ou six
mois. La malade avait considérablement maigri depuis
ma dernière visite.

J'examine la région indiquée et je constate l'existence
d'un ganglion inguinal gauche, de la grosseur d'une
noix, adhérant à la peau et aux parties profondes, se

continuant par un cordon dur avec une masse ganglionnaire de la grosseur du poing qui occupe tout le côté gauche de l'excavation pelvienne.

Du côté droit, pas d'adénopathie. Sur la vulve, on voit à droite les traces de la première intervention. Ce sont des cicatrices linéaires souples à peine apparentes, mais sur la lèvre gauche, ou plutôt sur ce qui reste de la lèvre gauche, on aperçoit deux plaques de leucoplasie, l'une de la largeur d'une pièce de vingt sous, l'autre de cinquante centimes, cette dernière descendant presque au niveau de la fourchette. Rien dans le vagin. Le col est guéri des symptômes de métrite que nous avions constatés lors de notre premier examen ; il est rose, l'orifice fermé transversal.

L'utérus a des dimensions normales, il est mobile, mais sa mobilité est limitée à gauche par la masse ganglionnaire dont nous avons parlé. Le retour des règles s'est opéré normalement et depuis elles ont toujours été régulières. Il n'y a jamais eu de leucorrhée.

La malade entra à l'hôpital, où elle fut opérée par le chirurgien de service, qui se borna à lui enlever le ganglion inguinal. La plaie guérie, la malade rentra chez elle. On lui prescrivit des injections sous-cutanées de sulfate de quinine. J'ai appris qu'elle était morte environ trois mois après cette seconde intervention, au milieu de douleurs atroces et dans un état de cachexie profonde.

Observation II.

Morestin. — Société anatomique de Paris, 1920.

Une femme de 75 ans, est entrée le 10 avril, à l'hôpital Saint-Louis, dans le service de M. Richelot, isolement n° 4, pour une ulcération vulvaire, qui détermine des douleurs pendant la marche, des saignements répétés, et s'accompagne d'une sécrétion abondante et fétide. Cette lésion évolue depuis plusieurs mois, mais la malade n'en peut préciser le début. Quand les cuisses sont rapprochées ou même modérément écartées, on ne voit rien d'anormal extérieurement. Il faut, pour apercevoir l'ulcération, séparer les grandes lèvres, qui sont volumineuses et fort chargées de graisse, au-dessous d'un pénil très adipeux et saillant. Etalée par cette manœuvre, la lésion se présente comme une surface granuleuse, couverte de petits mamelons rosés, et çà et là semée de détritus sphacéliques, et enduite d'un ichor sanieux, d'odeur fort désagréable. Elle repose sur une sorte de plaque mince, mais ferme, dont la jonction forme un léger bourrelet autour de la surface ulcérée. Ses dimensions sont comparables à celles d'une pièce de 5 francs ; en laissant les grandes lèvres revenir sur elles-mêmes, on voit se creuser une gouttière médiane, puis les deux moitiés se rapprocher comme les feuillets d'un livre et enfin se mettre en contact, les parties droite et gauche présentant d'ailleurs la même étendue et se trouvant symétriques. L'ulcération va depuis la commissure antérieure de la vulve jusqu'au voisinage immédiat du clitoris, d'autre part elle s'étend de chaque côté jusqu'au bord libre de la grande lèvre, s'arrêtant seulement à 2 ou 3 millimètres de ce bord. La nature épithéliale de cette lésion n'était pas douteuse.

On notait encore à l'entrée de la vulve des plaques leucoplasiques, légèrement exulcérées, en certains points. Dans le triangle de Scarpa, à droite au milieu de la graisse accumulée en grande abondance, au point de déformer la région, on sentait un ganglion de consistance assez ferme, arrondi, mobile encore, indolent.

En dehors de la marche, la lésion vulvaire ne déterminait aucune souffrance : il n'y avait rien ailleurs et l'état général était assez satisfaisant.

Le 19 avril, j'ai fait tout d'abord l'ablation du ganglion inguinal suspect, puis l'excision de la plaque épithéliomateuse, en passant, est-il besoin de le dire, aussi loin que possible des bords de l'ulcération.

Après hémostase, je réunis sur la ligne la partie antérieure des deux grandes lèvres, fort amincies. Ce rapprochement supprimait toute la partie préclitoridienne de la vulve. C'était d'ailleurs la seule façon de réunir commodément la plaie.

Cette femme sortit de l'hôpital dans les premiers jours de mai, la réunion primitive avait été obtenue d'une manière très exacte.

Depuis je n'en ai pas eu de nouvelles.

M. Milion a examiné les pièces, et constaté qu'il s'agissait bien, comme nous le pensions, d'un épithélioma pavimenteux à globes épidermiques.

Il était important d'être fixé au sujet du ganglion.

Or les préparations microscopiques permettent d'affirmer que ce ganglion n'est pas cancéreux. Il présente simplement des altérations inflammatoires chroniques.

Quelques petits points sont à souligner dans cette

observation : 1° le siège antérieur sus-clitoridien, les épithéliomas vulvaires occupant habituellement le pourtour de l'orifice vaginal ; 2° la parfaite symétrie de la lésion, dont les deux moitiés s'appliquaient exactement l'une à l'autre ; 3° l'état du ganglion, qui présentait des altérations purement inflammatoires, alors qu'on aurait pu le croire néoplasique.

CHAPITRE II

ANATOMIE PATHOLOGIQUE

Histologiquement, le clitoris a pour caractère d'être revêtu d'un épithélium pavimenteux stratifié. Les tumeurs malignes qui prendront naissance dans ce tissu seront donc des épithéliomas pavimenteux. En outre, par son tissu conjonctif de soutien, le clitoris pourra être le siège de tumeurs conjonctives.

Nous comprendrons, par conséquent, sous le titre de tumeurs malignes primitives du clitoris :

1° L'épithélioma ;
2° Le sarcome ;
3° Le cancer mélanique.

I. — EPITHÉLIOMA

C'est la variété la plus fréquente du cancer du clitoris.

Examen macroscopique. — Ce néoplasme s'observe sous deux formes. Tantôt il se présente comme une plaque occupant seulement la partie superficielle du derme, tantôt il comprend toute l'épaisseur de la muqueuse de revêtement du clitoris. A sa période de début, il a l'aspect soit d'une plaque dure, fissurée, soit d'une tumeur, de la grosseur d'un pois, faisant saillie, sessile ou à base pédiculée. Quelle que soit sa forme, la tumeur s'ulcère rapidement.

A sa seconde période, période d'ulcération, la plaie présente des bords inégaux, taillés à pic, recouverts d'écailles leucoplasiques ou de croûtes. Tout autour, la peau infiltrée par un œdème dur, offre l'aspect de la peau d'orange. Le fond de la plaie est tantôt bourgeonnant — et alors il constitue une tumeur en tout semblable à un papillome — tantôt il s'étend en profondeur et ronge ses parois latérales. C'est la forme ulcéreuse, par opposition à la première qui est dite exubérante.

Examen histologique. — L'épithélioma du clitoris peut exister sous deux formes :

1° Épithélioma pavimenteux lobulé ;

2° Épithélioma pavimenteux tubulé.

(Nous n'insisterons pas sur l'examen microscopique de ces épithéliomas qui n'offrent rien de particulier au clitoris et ont tous les caractères des épithéliomas pavimenteux des autres régions.)

A. *Épithélioma pavimenteux lobulé.* — L'épithélioma pavimenteux lobulé est constitué par des cellules épithéliales pavimenteuses qui ont comme caractère spécial de s'imbriquer par couches concentriques, ce qui leur a fait donner le nom de «globes épidermiques». Ces globes épidermiques se retrouvent au milieu de bourgeons épithéliaux, et ces bourgeons forment au milieu du tissu conjonctif, des lobules reliés entre eux par des travées épithéliales. Dans quelques épithéliomas lobulés ulcérés on trouve des cellules embryonnaires ou des cellules ayant subi la dégénérescence muqueuse (Obs. VI et VII).

B. *Épithélioma pavimenteux tubulé*. — Cet épithélioma est constitué par des cellules pavimenteuses ne
subissant pas l'évolution épidermique ; elles sont enfer-
mées dans des cylindres communiquant entre eux et
entourés de tissu conjonctif, normal ou embryonnaire.
(Obs. V).

II. — Sarcome

Macroscopiquement il se présente sous la forme d'une
tumeur bosselée, kystique, et lorsqu'il est ulcéré il offre
l'aspect d'un champignon fongueux, rouge, saignant. Le
seul sarcome du clitoris que l'on connaisse a été observé
par Launois, qui en donne la description suivante :

« Sur une coupe on voit quelques points où le revête-
» ment normal de la muqueuse est conservé ; la couche
» sous-jacente de l'épithéliome est constituée par de petits
» éléments ronds ayant un noyau très volumineux. On
» distingue entre eux un grand nombre de capillaires
» sanguins. Ces éléments sont très serrés les uns contre
» les autres. En certains points ils ont un aspect puri-
» forme ou étoilé et sont séparés par une masse abon-
» dante de matière amorphe et granuleuse. »

C'est, on le voit, la description du sarcome globo-cel-
lulaire. (Obs IV).

III. — Cancer Mélanique

C'est un épithélioma ou un sarcome, avec, en plus, la
présence de mélanine. Dans l'observation de Terrillon,
que nous relatons à la suite de ce chapitre, l'examen

microscopique montre que l'on a affaire à un sarcome mélanique.

Observation III

Terrillon. — *Annales de Gynécologie*, 1885
Sarcome mélanique de la région clitoridienne

L...., 62 ans, ressent depuis quelques mois des douleurs à la vulve, et s'est aperçue d'un léger écoulement sanguin. Sur la face interne de la petite lèvre droite et empiétant sur le clitoris, existe une petite tumeur, du volume d'une grosse noisette, dure, régulière, sans bosselures et absolument noire. Cette tumeur est facilement mobilisable. Tout autour d'elle, la muqueuse est noire et sa pigmentation, uniforme, laisse entre ses taches quelques traînées de peau saine. Cette coloration se prolonge jusque dans le vagin, et sur la muqueuse du col utérin. Pas de ganglions dans la région inguinale. Opération le 28 juin 1885. La tumeur est excisée au thermo-cautère, en ayant soin de disséquer dans le tissu cellulaire profond, afin de laisser intacte la tumeur. Pas d'hémorragie. Pansements phéniqués fréquemment renouvelés. Cicatrisation par seconde intention.

La malade est complètement guérie le 15 juillet, mais elle porte toujours la pigmentation vulvo-vaginale. Examen histologique par M. le docteur Babinski. L'épiderme est notablement altéré au niveau de la partie moyenne de la tumeur. Il est difficile de distinguer l'épiderme du derme : on trouve entre les cellules épidermiques un grand nombre de cellules remplies de pigment avec prolongements multiples. Les cellules profondes du stratum de Malpighi contiennent du pigment ; les papilles sont

remplies de cellules plus ou moins volumineuses, arrondies, ou de formes irrégulières et très pigmentées.

Si de l'épiderme on passe à l'examen des parties
centrales de la pièce, on voit que la tumeur s'enfonce
profondément dans le derme. Elle est constituée principalement par des cellules pour la plupart arrondies, de
volume variable, dont les unes assez rares ont 30 à 40 µ
de diamètre, dont la généralité présente un diamètre de
10 à 15 µ. Ces cellules sont accolées les unes aux autres,
et agglomérées en formant soit des nodules, soit des
noyaux plus ou moins réguliers, séparés les unes des
autres par du tissu conjonctif qui contient des vaisseaux
assez nombreux et dilatés. La plupart des cellules de la
tumeur contiennent des granulations de pigment dans
leur intérieur. Il s'agit donc bien nettement d'un sarcome mélanique. En novembre 1885, on constate une
récidive dans les ganglions inguinaux du côté droit, et
bientôt après la généralisation du néoplasme.

Le 17 février 1886, c'est-à-dire huit mois après l'intervention, on constate les caractères suivants : la lésion
mélanique a beaucoup progressé ; les grandes lèvres sont
œdématiées ; la cicatrice de la petite lèvre enlevée reste
intacte, mais sur l'autre lèvre, on voit plusieurs petites
tumeurs noirâtres, saillantes. L'orifice de l'urèthre est
envahi : on trouve une masse noirâtre, grosse comme le
petit doigt sur la face postérieure du vagin ; dans l'aine,
du côté droit, se trouve une tuméfaction ganglionnaire
volumineuse comme le poing, bosselée et adhérente aux
parties profondes. La peau est intacte, mais amincie et
on peut voir par transparence la coloration noire de la
tumeur sous-jacente.

Dans l'aine gauche, quelques petits ganglions encore
isolés et indurés. Enfin, un ganglion assez volumineux

existe dans le creux sus-claviculaire droit et, dans la région du dos, on trouve une tumeur noirâtre du volume d'une noix. État général mauvais ; face bouffie, membres inférieurs œdématiés.

Examen du sang. — Globules blancs très nombreux, avec une grande quantité de granulations noirâtres très fines disséminées entre les globules. Quelques-unes sont adhérentes aux globules blancs.

Examen de l'urine. — Mise dans un verre à pied et exposée à l'air, l'urine prend une teinte noirâtre presque aussi foncée que l'encre.

Mort le 6 mars 1886.

Autopsie. — Outre les lésions déjà décrites, on trouve non seulement les ganglions inguinaux et iliaques envahis par une substance noire, mais encore tous les ganglions abdominaux et thoraciques ont subi la même altération.

Le foie et la rate sont remplis de petits noyaux noirâtres. Un nouvel examen histologique pratiqué par M. le professeur Cornil démontra qu'on avait affaire à un sarcome mélanique généralisé. Sur des coupes du vagin et des petites lèvres, on voyait les papilles remplies de granulations noires qui gorgent aussi les vaisseaux sanguins. Les autres vaisseaux du tissu conjonctif sont comme infectés par des cellules remplies de granulations.

Les ganglions lymphatiques envahis sont transformés en totalité en une masse pigmentaire.

Dans le foie, les parties noires sont constituées par des lobules entièrement noircis par des granulations. Les cellules hépatiques contiennent aussi quelques granulations et les capillaires sont remplis de cellules pigmentaires.

Observation IV

Launois. — Société anatomique 1883
Sarcome du clitoris

Louise V..., âgée de 5 ans, est amenée à l'hôpital des enfants chez M. le Dr Saint-Germain, le 1er mai 1882.

La mère raconte que depuis longtemps elle a remarqué au niveau de la vulve de son enfant une tumeur qui ne l'a pas inquiétée d'abord, mais qui, depuis quelque temps, augmente rapidement de volume.

L'enfant ne se plaint pas, n'a jamais fait de maladies. A l'examen on constate au niveau de la région clitoridienne une masse molle, pédiculée à son extrémité inférieure. En haut elle se continue avec la peau qui forme le capuchon du clitoris, en bas elle présente des mamelons séparés par des sillons assez profonds. La peau qui recouvre cette tumeur présente la même pigmentation que celle des parties voisines.

Grandes lèvres normales.

Pas de ganglions inguinaux.

On pense à une hypertrophie simple du clitoris et de son capuchon.

Opération du 6 mai, avec l'écraseur linéaire : des tampons d'amadou sont appliqués sur la plaie.

Le soir l'enfant perd une certaine quantité de sang en faisant des efforts de défécation.

Pansement renouvelé.

La plaie se cicatrise rapidement et l'enfant quitte l'hôpital le 13 mai, à peu près complètement guérie.

23 juin : L'enfant est amenée de nouveau à l'hôpital. Elle souffre beaucoup et la mère raconte que la tumeur a repoussé plus volumineuse qu'auparavant.

A l'examen de la vulve, on constate, en effet, une masse rougeâtre mesurant 6 centimètres en hauteur et 3 centimètres en largeur. La surface de cette tumeur est lisse et rouge.

Pas de ganglions inguinaux.

Le 30 : Deuxième opération avec l'anse galvanique.

M. de St-Germain fait observer que l'opération est simplement palliative et que la tumeur récidivera fatalement.

Le 28 septembre : Troisième ablation de la tumeur avec l'anse galvanique.

1 octobre : Nouveaux bourgeonnements de la tumeur. On fait à la base de cette tumeur cinq incisions et on enfonce dans leur trajet des flèches de pâte de Canquoin. Malgré cela, l'affection continue à progresser.

15 novembre : Toute la vulve et la région pubienne sont envahies. Les grandes lèvres sont transformées en masses lobulées, du volume d'une grosse noix.

Dans le pli inguinal gauche, hypertrophie considérable des ganglions.

Incontinence d'urine. Diarrhée. La petite malade dépérit de jour en jour, ne mange plus et maigrit considérablement. Elle meurt le 22 décembre.

Autopsie. — En écartant les lèvres de la vulve, on trouve un sillon profond au fond duquel il est impossible de retrouver l'origine interne du canal de l'urèthre. La partie inférieure de la paroi abdominale est infiltrée dans toute son épaisseur. La vessie est dure, rétractée. En l'incisant, on constate une dégénérescence de toutes les tuniques et principalement de la tunique muqueuse, qui mesure 1 centimètre et demi d'épaisseur.

La cavité vésicale est remplie par une masse grisâtre et dure.

Utérus, reins, rectum normaux. Les ganglions iliaques et lombaires forment des masses volumineuses. Le foie et le poumon gauche présentent quelques noyaux durs, du volume d'un pois.

Examen histologique. — Sur une coupe de la première tumeur enlevée, on voit quelques points où le revêtement normal de la muqueuse est conservé. La couche sous-jacente de l'épithélium est constituée par de petits éléments ronds ayant un noyau très volumineux. On distingue entre eux un grand nombre de capillaires sanguins. Ces éléments sont très serrés les uns contre les autres En certains points, ils ont un aspect puriforme ou étoilé et sont séparés par une masse abondante de matière amorphe et granuleuse.

Cette tumeur rappelle donc la structure du sarcome.

Observation V

Soubougyn. Vrach. — Saint-Pétersbourg. 1881
Épithélioma pavimenteux tubulé du clitoris

A. K .., Finlandaise, âgée de 70 ans, ne s'était aperçue de son mal que deux mois avant la consultation pour laquelle elle s'était adressée au docteur Soubougyn. Elle éprouvait des démangeaisons violentes à la vulve. A l'examen de la région, on constatait une tumeur grosse comme une noix, attachée par une large base au sommet du clitoris. Tout le reste de la muqueuse vulvaire était sain.

Les ganglions de l'aine étaient normaux.

L'ablation de la tumeur fut faite à l'aide de l'écraseur linéaire. Il se déclara une petite hémorragie qui fut arrêtée par le couteau du thermo-cautère.

Vingt jours plus tard, la plaie était cicatrisée et les démangeaisons avaient disparu. Pas de récidive. La tumeur ressemblait à une framboise à large base et à sommet étroit.

La surface était grenue, pleine de saillies séparées par des sillons remplis de pus et d'écailles épidermiques.

A la coupe, la tumeur était blanchâtre et offrait une structure fibreuse.

L'examen microscopique démontra l'existence d'un tronc de tissu fibreux et conjonctif, court et épais, partant de la base et se divisant vers le sommet comme un éventail en plusieurs branches.

Chaque branche se divisait encore en ramifications secondaires et ainsi de suite.

Outre le tissu conjonctif qui prédominait dans le tronc, on apercevait quelques petits vaisseaux qui entraient dans le second. La plus grande partie de la tumeur était constituée par des cellules épithéliales qui, en forme de gaine composée de plusieurs couches, entouraient le tronc et les ramifications.

Les cellules épithéliales, voisines du tissu conjonctif, conservaient l'apparence de celles de l'épithélium normal du clitoris. Celles qui étaient situées vers le sommet de la tumeur étaient aplaties, à noyau comprimé.

Enfin, les plus superficielles étaient totalement atrophiées et elles avaient l'aspect de petites écailles cornées. L'épaisseur de la couche de ces cellules devenues cornées augmentait vers le sommet.

Observation VI

Brindel. *Bulletin de la Société anatomique de Bordeaux*, 1891
Epithelioma pavimenteux lobulé

B... (Elisabeth), 70 ans, service de M. le Dʳ Dubourg, hôpital Saint-André, salle 1 *bis*.

Cette femme ne présente aucune tare héréditaire : ses parents sont morts fort âgés, ses frères et ses sœurs jouissent encore d'une bonne santé ; elle a un fils âgé de 40 ans ; elle-même n'a jamais été malade.

Le début de l'affection ne semble pas remonter à plus de trois mois.

Il s'est manifesté d'abord par des crises de prurit clitoridien qui apparaissaient surtout le soir en se couchant, parfois dans la journée, et obligeaient la malade à se gratter quelquefois jusqu'au sang.

Un mois après, elle s'aperçut de la présence, sur son clitoris, d'une petite tumeur rouge, bosselée, saignant au moindre contact, rendant la marche impossible à cause de la douleur provoquée par des ulcérations engendrées elles-mêmes par le frottement des grandes lèvres pendant la marche.

La tumeur, qui n'occupait d'abord que le clitoris (la malade est très affirmative à ce sujet), envahit le capuchon clitoridien, prit un volume beaucoup plus considérable, pendant que se développait dans le pli inguinal gauche une tumeur ovalaire, roulant sous la peau et profondément sur l'aponévrose, à grand diamètre parallèle à ce pli ; elle était le siège de quelques élancements douloureux et avait acquis, en un mois seulement, les dimensions d'une noix ; il s'agissait là d'une adénopathie de même nature probablement que la tumeur clitoridienne.

A son entrée à l'hôpital, la malade présentait donc deux tumeurs, une dans le milieu du pli inguinal gauche et qui faisait une petite saillie sous la peau (on sentait même à la palpation une deuxième petite tumeur, deuxième adénite, moins volumineuse que la première dont elle offrait du reste tous les caractères ; la deuxième tumeur clitoridienne n'était visible qu'en écartant légèrement les grandes lèvres. Elle occupait la place du clitoris, empiétait sur l'extrémité supérieure des petites lèvres, mais non sur les grandes lèvres ; elle était séparée, en bas, du méat urinaire, qui du reste faisait une saillie pâle sur les parties environnantes, par un intervalle d'un centimètre environ.

Elle laissait suinter quelques gouttelettes d'un liquide roussâtre, d'une odeur infecte. Si on la laissait entre le pouce et l'index, on pouvait la mobiliser sur le tissu cellulaire sous-muqueux, sauf en un point correspondant au point d'implantation du clitoris lui-même.

Plus de démangeaisons, peu de douleurs spontanées, sauf de temps à autre une sensation de cuisson ; développement rapide.

L'état général est resté excellent ; la malade n'a pas maigri ; pas de teint cachectique.

Poumons, cœur, foie paraissent absolument normaux. L'utérus est petit, rétracté, comme chez une femme de cet âge ; la menstruation a disparu depuis plus de 20 ans et le vagin n'est le siège d'aucun écoulement. Le rectum est sain également, de même que les mamelles, qui sont atrophiées, mais sans aucune espèce d'induration. Les ganglions pelviens paraissent indemnes.

L'opération a été des plus simples : incision circulaire

avec le bistouri autour de la tumeur, dissection avec la sonde cannelée du tissu cellulaire sous-muqueux, incision des corps caverneux du clitoris avec le thermo-cautère. Pas de réunion immédiate. Les deux ganglions inguinaux ont été enlevés de même, après incision de la peau, par énucléation.

L'état actuel de la malade, dix jours après l'opération, est des plus satisfaisants. La plaie de la vulve est en voie de cicatrisation ; la malade n'a eu de rétention d'urine que pendant quarante-huit heures, ce qui est assez fréquent dans les opérations sur la vulve, et, malgré son âge avancé, elle paraît devoir récupérer promptement une santé parfaite.

N.-B. — Ultérieurement, à propos de l'observation communiquée à la Société d'anatomie par M. le docteur Ch. Faguet, M. Brindel a ajouté que trois mois après l'intervention chirurgicale, il s'était produit une récidive sur place, dans les ganglions, et enfin des signes non douteux de généralisation, auxquels avait succombé la malade.

L'examen histologique, fait par M. le professeur agrégé Auché, avait montré qu'il s'agissait d'un épithélioma pavimenteux lobulé (Soc. anat., 19 novembre 1891).

Observation VII

Ch. Faguet. — Soc. d'anatomie de Bordeaux, 1891

Épithélioma pavimenteux lobulé

Mme L...., âgée de 47 ans, ménagère, entre le 29 octobre 1894, à l'hôpital Saint-André dans le service de M. le professeur Lannelongue, salle des dames payantes, n° 6.

Les antécédents héréditaires et collatéraux de cette

malade sont négatifs : jamais, à sa connaissance, il n'y a eu de cancéreux dans sa famille.

Personnellement, cette femme a toujours eu une bonne santé. Réglée normalement à 16 ans, mariée à 24, Mme L...., a eu cinq grossesses qui ont évolué sans accidents pathologiques.

La seule affection qu'elle ait présentée est un adéno-phlegmon inguinal du côté droit, survenu très probablement à la suite d'une écorchure du pied ; la guérison survint rapidement.

Le début de l'affection actuelle semble remonter à environ sept à huit ans, époque à laquelle Mme L...., éprouva de vives démangeaisons dans la région clitoridienne. Ce prurit, tout d'abord peu intense, augmentait beaucoup d'intensité et l'obligeait à se gratter fréquemment.

Les démangeaisons devinrent de plus en plus fortes et ne tardèrent pas à prendre une acuité telle, que la malade passait parfois des nuits entières sans sommeil. Il y a huit mois, elle se fit une écorchure sur le clitoris, dont les tissus n'avaient présenté jusqu'alors aucune altération autre que la rougeur provoquée par les frottements répétés en ce point. Cette éraillure ne se cicatrisa pas, elle fut le point de départ d'une ulcération qui n'a pas cessé de s'étendre.

Au mois d'août dernier, elle se décida à consulter son médecin, qui lui conseilla une intervention chirurgicale.

État actuel (30 octobre 1891). — A l'inspection, on voit au niveau de la commissure supérieure de la vulve, une tumeur du volume d'une petite noix dont le centre ulcéré et anfractueux, correspond exactement au clitoris et laisse écouler un suintement ichoreux et fétide assez abondant. La consistance est dure, surtout à la base.

Le néoplasme, qui s'infiltre au sein des tissus voisins,

a détruit en totalité le tubercule clitoridien et le capuchon de cet organe. Il a envahi, dans une étendue de deux ou trois centimètres de long, l'extrémité supérieure de chacune des grandes et des petites lèvres ; la peau, dans les points non ulcérés, est fixée à la tumeur qui s'engage profondément dans le pubis, mais qui cependant conserve encore un certain degré de mobilité sur le squelette.

L'urètre est sain. Le méat urinaire est séparé de la limite inférieure du néoplasme par un intervalle d'un centimètre et demi environ. Il n'y a aucun trouble dans l'émission des urines, qui sont normales.

Les autres parties de la vulve, le vagin, l'utérus, etc., sont sains.

On sent dans les régions inguinales, de petits ganglions, à peine appréciables, qui paraissent avoir conservé leurs caractères normaux.

L'état général est excellent : aucune trace de syphilis de tuberculose ou de diabète.

Opération. — M. le professeur Lannelongue porte le diagnostic du cancer du clitoris et procède, le 31 octobre 1891, à une intervention chirurgicale après les précautions antiseptiques habituelles.

Le néoplasme est circonscrit par deux incisions courbes, à concavité interne, et largement enlevé. L'hémorragie produite par la section des corps caverneux est peu abondante et s'arrête par la compression maintenue pendant quelques instants et l'application de quelques ligatures au catgut. Sutures au crin de Florence de toute l'étendue de la plaie chirurgicale.

Les suites opératoires ont été excellentes : réunion par première intention.

Pendant quelques jours, on a pratiqué régulièrement le cathétérisme, afin d'éviter l'infection de la plaie.

Les ganglions inguinaux seront attentivement surveil-
lés et enlevés s'il y a lieu.

Examen histologique : Des fragments de la tumeur
ont été fixés par l'alcool à 90°, colorés en masse par le
picro-carmin de Rouvier, passés par le chloroforme,
inclus dans la paraffine à 55°, débités au microtome méca-
nique de Vialanes (d'Arcachon).

Les coupes ont été examinées au microscope de Verick
(oc. 1, obj. 2 et oc. 1, obj. 7).

Ces préparations nous ont montré les particularités
suivantes :

Le tissu néoplasique est constitué par deux régions
distinctes : une muqueuse dermo papillaire et un tissu
conjonctif sous-jacent considérablement infiltré :

1° *Muqueuse.* — Le stratum lucidum est extrêmement
net, luisant, coloré en jaune par le picro carmin; au dessus de lui, la couche cornée qui, en quelques points a
conservé ses noyaux, est en général peu épaisse. La zone
des cellules à éléidine se distingue facilement ; ces éléments sont pleins de granulations rouges et très réfrin-
gents. Le corps muqueux de Malpighi offre sa disposi-
tion normale ; les cellules cylindriques y sont bien apparentes.

2° *Derme. Tissu conjonctif.* — Les papilles du derme
sont fortement hypertrophiées, très longues et digitées.

Au milieu des cellules fixes du tissu conjonctif, on
découvre des éléments cellulaires à noyau rond ovalaire,
à protoplasma hyalin, à limites peu précises. Parfois on
retrouve, isolées au milieu de ce tissu, de grosses cellules très réfringentes, groupées par amas de cinq ou six,
à noyaux distincts, mais finement grenus, à protoplasma
quelquefois vacuolaire. Certaines de ces cellules sont
incolores et leurs noyaux sont entourés d'une zone forte-

ment réfringente ; d'autres sont considérablement gon-
flées, d'aspect uniforme, paraissant comme hypertrophiées.

Ces éléments rappellent les formes décrites sous le
nom de coccidies ou pseudo-coccidies. Quelques-uns
offrent un aspect bilobé avec des stries de chromatines
extrêmement nettes, ce qui paraît indiquer une division
cellulaire.

Ces pseudo-coccidies sont disposées sans ordre, au
sein des petites cellules épithélioïdes signalées ci-dessus.
Quelques cellules paraissent avoir subi entièrement la
dégénérescence muqueuse ; d'autres sont entourées d'éléments cornés, aplatis et nettement imbriqués : ce sont
des globes épidermiques en voie de formation. Au sein
de ce tissu, on aperçoit des éléments fibreux disposés en
fines travées ou en faisceaux compacts et ondulés.

Les vaisseaux ont des parois propres. quoique très
réduites : ils sont en général remplis de globules sanguins.

En résumé, il s'agit dans ce cas d'un épithélioma pavimenteux lobulé, au sein duquel on constate des figures
coccidiennes.

Observation VIII (1)

Schmidlechner.— *Arch. für Gynæcologie.* 1904.
Cancer du clitoris.

Cette observation concerne une femme de 67 ans, Xpare,
ayant accouché pour la dernière fois il y a 22 ans; depuis
17 ans. ménopause ; depuis 4 ans, prurit intense de la

---

(1) Traduction due à l'obligeance de M. le docteur Derrien. chef
de travaux à la Faculté de médecine.

région vulvaire. La tumeur qu'elle présente actuellement daterait d'environ un an.

Le clitoris est remplacé par une petite masse grosse comme une noisette, qui s'étend un peu sur la petite lèvre droite : elle a un aspect mûriforme et saigne facilement. Pas de ganglions inguinaux appréciables. Excision large au bistouri et guérison par première intention.

Le microscope montre qu'il s'agit d'un épithéliome pavimenteux corné.

Au bout d'un an, récidive et mort quatre mois plus tard.

Observation IX (1)

Schmidlechner. — Arch. für Gynæcologie. 1901.

Cancer primitif du clitoris.

J. P... 59 ans, secondipare, dernier accouchement, il y a 33 ans. Ménopause depuis 15 ans. Depuis deux mois, la malade souffre de fortes démangeaisons des organes génitaux, bientôt accompagnées d'un écoulement vaginal.

Examen : A la partie supérieure de la vulve, se trouve entre les deux petites lèvres une tumeur de la grosseur d'une noisette, inégalement bosselée, saignant facilement, douloureuse au toucher. Elle s'étend par une base large sur toute la région clitoridienne, débordant même sur la peau, située en avant sur la partie supérieure des petites lèvres confluant avec ces dernières.

Les organes génitaux internes sont en involution sénile.

Les ganglions inguinaux, gros comme une noisette, adhèrent aux tissus environnants.

Comme on ne pouvait tenter une opération radicale,

---

(1) Traduction due à l'obligeance de M. le docteur Derrien, chef de travaux à la Faculté de médecine.

on dut entreprendre une opération palliative. On décolla la tumeur par sa base avec la région péri-uréthrale.

Ablation, ligature de quelques artères, réunion des bords de la plaie par suture à la soie, pansement au xéroforme. Bonne cicatrisation.

Anatomie pathologique. — La tumeur enlevée est de la grosseur d'une noix, d'un côté elle adhérait sur plusieurs centimètres avec la petite lèvre. Sur la surface de section on distingue une région marginale large de 2 à 3 centimètres, grise et sinueuse, et une région médiane, finement fibreuse, blanche.

Examen microscopique. — 1° Coupes faites ailleurs que dans la région superficielle de la tumeur. La substance fondamentale est constituée par un tissu conjonctif filamenteux d'aspect fasciculé, pauvre en vaisseaux, dans lequel on voit une infiltration diffuse de cellules rondes. — 2° Région superficielle : on trouve une couche d'épithélium plat, couche large et mal délimitée d'où partent des boyaux épithéliaux qui s'enfoncent dans le tissu sous-jacent. Les coupes peuvent montrer des îlots épithéliaux entourés de tissu conjonctif.

On trouve aussi de nombreux globes épidermiques.

Dans une coupe faite à la base de la tumeur on voit : du tissu conjonctif ordonné en faisceaux ondoyants, et un tissu comprenant le système de cavités qui forment le corps caverneux du clitoris, cavités tapissées d'un endothélium vasculaire.

Dans leur voisinage immédiat on voit les travées épithéliales qui ont plongé jusque-là par endroits. Les cellules épithéliomateuses sont grandes, pauvres en protoplasma, les noyaux sont en karyokinèse.

Observation X (1)

Lovritch. — *Centralblatt für Gynaecologie*, 1904
Cancer du clitoris

Cancer du clitoris chez une octipare de 56 ans. Depuis un an, enflure et durcissement des grandes lèvres. Extirpation d'une tumeur de la grosseur d'un œuf de poule.

Examen microscopique. — Epithélioma pavimenteux lobulé avec globes épidermiques.

---

(1) Traduction due à l'obligeance de M. le docteur Derrien, chef de travaux à la Faculté de médecine.

CHAPITRE III

SYMPTOMATOLOGIE

De la lecture des observations, il résulte que l'attention de la malade est attirée le plus ordinairement soit par des démangeaisons qui ne lui laissent pas un moment de répit, mais ne sont pas douloureuses, au moins au début, soit au contraire par des cuissons au niveau de la région vulvaire, des douleurs aux aines et aux cuisses (Obs. XI et XII).

A côté de ces deux symptômes fonctionnels du début, il en est d'autres qui surviennent à une période plus avancée de la maladie. C'est d'abord la légère hémorragie ou les quelques gouttes de sang qui teintent le linge, lorsque la tumeur s'ulcère soit par son évolution naturelle, soit par les grattages répétés que provoque le prurit vulvaire.

C'est ensuite le suintement permanent d'un liquide rosé qui est la conséquence de l'ulcération. Ce liquide, légèrement fétide, en s'écoulant sur les cuisses y provoque un érythème bientôt suivi d'excoriations, douloureuses et incapables de guérir en raison même du contact continuel du liquide.

Les rapports sexuels sont difficiles et deviennent même

impossibles, non seulement à cause de la douleur, mais par suite des hémorragies qu'ils provoquent.

Les mictions sont également douloureuses, surtout à la fin, lorsque les dernières gouttes d'urine restent en contact avec l'ulcération.

La marche, par suite, devient difficile. Il faut que la malade évite de rapprocher les cuisses qui sont excoriées ; le contact de l'ulcération avec les grandes lèvres provoque également ces douleurs en ceinture, dans les cuisses et aux plis de l'aine qui, dans certains cas, constituent le symptôme de début.

À l'examen de la région malade, on observe les lésions suivantes. C'est tantôt une plaque dure, hypertrophiée, siégeant sur le clitoris, tantôt une tumeur verruqueuse, pouvant aller de la grosseur d'une phalange au volume d'une petite pêche. D'autres fois on observe une série de petites tumeurs fongueuses, offrant l'aspect d'un chou-fleur. C'est la période de début où la malade ne s'aperçoit pas toujours de son affection, et en tout cas ne songe nullement à consulter un médecin.

Lorsque l'ulcération apparaît, le liquide sécrété, se dépose sur la plaie et y forme des croûtes brunâtres qui tombent d'elles-mêmes ou sont arrachées par la malade. Puis ces croûtes ne peuvent plus recouvrir l'ulcération qui s'accroît, et l'on voit le fond de la plaie se creuser et gagner sur les parties saines ou, au contraire, bourgeonner et arriver à la forme exubérante, papillomateuse, fongueuse.

Les bords de l'ulcération sont découpés, saillants, taillés à pic, infiltrés d'un œdème dur qui leur donne l'aspect de la peau d'orange. Le plus souvent aussi, on trouve sur les bords de la plaie et dans le voisinage des plaques leucoplasiques.

Enfin, l'adénopathie inguinale n'existe pas dans tous

les cas et, en tous cas, n'apparaît que tardivement (obs. XI et XII).

Telle est la symptomatologie du cancer primitif du clitoris ; mais le processus néoplasique ne se borne pas à cette région.

Il s'étend peu à peu aux parties environnantes : au méat urinaire d'abord, provoquant des troubles de la miction, douleur, puis incontinence réflexe d'urine. Le mélange de l'urine et du liquide sécrété par l'ulcération prend alors une odeur fétide qui rend l'affection encore plus insupportable.

Puis la tumeur atteint les petites lèvres et les grandes lèvres, dont la face cutanée reste le plus souvent indemne. Dans le cas de cancer mélanique, les grandes lèvres présentent une particularité : c'est la chute des poils de la région malade.

La néoplasie peut se propager au vagin, au périnée, à l'anus, et elle provoque alors les troubles digestifs du cancer du rectum.

Enfin, la propagation peut se faire aux os, aux branches ischio-pubiennes surtout, par l'intermédiaire des corps caverneux du clitoris qui viennent s'y insérer.

En même temps que le cancer clitoridien envahit les régions voisines, les ganglions du pli de l'aine se tuméfient d'abord du côté où siège la lésion, puis des deux côtés. Ces ganglions peuvent subir pour leur propre compte l'évolution cancéreuse et propager le néoplasme dans la profondeur. Ils peuvent aussi s'ulcérer vers la peau et, comme l'a signalé M. le professeur Tédenat, se transformer en une large surface cancéreuse. D'autre part, il n'est pas rare de voir de gros ganglions durs, extirpés en même temps que la tumeur, ne présenter à la coupe aucune trace d'évolution cancéreuse.

Enfin, la généralisation cancéreuse peut survenir et les viscères sont atteints par métastase. A cette période, et même avant, la malade est dans le marasme le plus complet. L'état général est très mauvais et la cachexie cancéreuse vient ajouter ses dangers à ceux de l'embolie et de la phlébite (obs. XIII et XIV).

Observation XI

(Prise dans le service de M. le Professeur Tédenat)
P. Soubeyran et Ed. Bose. — *Société des Sciences médicales*, Montpellier 1901
Epithélioma pavimenteux typique

J. D..., âgée de 15 ans, ménagère, entre le 20 septembre 1902 dans le service de M. le Professeur Tédenat pour une ulcération de la vulve.

Le début de l'affection remonte à deux mois et demi et se fit par des cuissons ressenties dans la région vulvaire; il existe de plus des pertes blanches assez abondantes; pas de pertes rouges anormales.

On constate au niveau de la vulve l'existence d'une ulcération allongée, longue de deux centimètres et demi environ, qui occupe exactement la place du clitoris; ce dernier a disparu, le reste du capuchon est très hypertrophié, saillant, et les bords de l'ulcération sont occupés par des bourgeons exubérants et durs; le fond est sanieux et anfractueux; la lésion s'arrête latéralement au niveau du sillon des grandes lèvres; les petites lèvres sont à peine envahies à leur racine postérieure; le méat urinaire est en plein tissu sain.

Pas d'adénopathie inguinale; rien à l'utérus.

Diagnostic. — Epithélioma limité au clitoris.

Opération (22 septembre). — Anesthésie au mélange (éther-chloroforme).

Deux incisions empiétant sur la face interne des grandes lèvres circonscrivent la tumeur, qui est facilement enlevée avec le bistouri. Suture, avec des crins, des deux bords de la plaie.

Suites opératoires excellentes. Sortie le 30 septembre ; guérison complète.

Examen histologique (dû à l'obligeance de M. Bosc). — Epithélioma pavimenteux typique.

Réflexions. — Sans être le « merle blanc », ainsi que le qualifie Trélat, l'épithélioma primitif du clitoris est cependant rare. Louradour en a rassemblé seulement onze cas, dont quatre paraissent secondaires à un cancer des autres parties de la vulve ; restent donc sept cancers primitifs. Il faut y ajouter depuis les cas de Barnsby, Frank, Lipinsky, Rœter, Morestin, dont l'indication bibliographique se trouve dans la thèse de Fileux.

Le Dentu insiste sur les rapports de ces épithéliomas vulvaires avec les plaques de leucoplasie (*Revue de Chirurgie,* 1896), c'est la seule notion étiologique qui paraisse ferme.

Les ganglions inguinaux sont pris tardivement ; souvent ils présentent simplement de l'inflammation banale (Morestin, *Société anatomique,* 1900).

Les résultats opératoires sont satisfaisants, puisque sur 43 cas de cancer primitif de la vulve, 11 ont dépassé deux ans de survie (Fileux).

Observation XII

Fileux. — Th. de Paris, 1902
Observé dans le service de M. Gérard-Marchant
Cas de cancer primitif du clitoris

La malade Jeanne C..., âgée de 76 ans, journalière, entrée à l'hôpital Boucicaut le 5 avril 1900, *pour des démangeaisons intenses qu'elle ressent dans la région du clitoris.*

Le début de l'affection remonte au mois de décembre dernier, elle éprouvait des démangeaisons à la vulve qui l'obligeaient à se gratter.

Quelques jours après, la malade ressentait ses premières douleurs en urinant.

Elle fut examinée à quelque temps de là, par le docteur Gérard-Marchant, qui constata une tuméfaction du clitoris avec ulcération de la face inférieure de cet organe. Vu le grand âge de la malade, on lui dit d'attendre et de revenir pour se faire réexaminer quelques semaines plus tard.

Elle revient le 5 avril, et ce jour-là, on constate les lésions suivantes : le clitoris est très hypertrophié, à la fois en longueur et en largeur ; depuis l'angle supérieur de réunion des grandes lèvres jusqu'au bord inférieur du capuchon clitoridien, le fourreau de cet organe devenu très saillant, cylindrique, mesure 6 à 7 centimètres de long. La peau qui le recouvre est lisse, luisante et comme tendue.

En relevant le clitoris, on voit que sa face inférieure est ulcérée, recouverte de bourgeons charnus exubérants,

4

séparés par des anfractuosités profondes, tapissée d'un enduit blanchâtre adhérent.

Tout l'organe mobilisé dans le sens latéral donne une sensation d'induration en masse qui s'enfonce assez loin dans la profondeur.

Les petites lèvres sont maintenant aussi atteintes par la néoplasie. Tandis que leur face externe est lisse et normale, leur face interne est recouverte des mêmes bourgeons et des mêmes anfractuosités que sur la face inférieure du clitoris.

La région intermédiaire (c'est-à-dire la zone qui entoure le méat uréthral, le méat lui-même, l'orifice et les parois du vagin) est absolument souple et paraît normale.

On ne constate aucun ganglion dans le voisinage. On porte donc le diagnostic d'épithélioma limité du clitoris, propagé aux petites lèvres.

L'examen des urines dénote une petite quantité d'albumine ; aussi en raison de ce fait et du grand âge de la malade, on décide l'intervention sans anesthésie générale.

L'opération a lieu le 11 avril avec anesthésie au chlorure d'éthyle et à la cocaïne ; on trace deux incisions verticales en dehors des petites lèvres et qui se rejoignent en haut au-dessus du clitoris. On sépare ensuite au bistouri les tissus malades des tissus sains sous-jacents et l'on arrive immédiatement au dessus de l'urèthre, après avoir atteint les limites de l'infiltration néoplasique ; on arrête là l'extirpation, en respectant complètement le méat uréthral.

On ne fait pas de suture, on panse à plat, après avoir mis une sonde à demeure.

Les suites opératoires sont excellentes : la plaie se cicatrise rapidement et la malade quitte l'hôpital le 30 avril, c'est-à-dire dix-neuf jours après l'opération, presque complètement guérie.

Examen histologique de la tumeur. — Epithélioma pavimenteux typique : globes épidermiques assez nombreux. Après imprégnation par l'iode, on ne trouve que de très rares parcelles de glycogène des cellules épithéliales.

Suites. — La malade ne revint pas à l'hôpital. On apprit seulement qu'elle était morte six mois après l'intervention, avec une récidive locale.

Observation XIII

Léger. — *Bull. Soc. anatom*. Paris 1871.

Tumeurs cancéreuses multiples chez une femme opérée d'un épithélioma primitif du clitoris.

Caroline B..., 62 ans, entra le 12 août 1875, à l'hôpital Cochin, salle Saint-Jacques, n° 12 (service de M. Deprès). Elle présentait alors un épithélioma du clitoris développé depuis un an. L'ablation de la tumeur fut faite le 1er septembre.

Un mois après, le développement de bourgeons charnus exubérants fit craindre une récidive, mais ils disparurent rapidement après des cautérisations au nitrate d'argent. Il existait en même temps chez cette femme une tumeur du sein droit. Cette tumeur, dont le début remontait à trois ans, offrait les caractères d'un adénome ; pourtant elle était ulcérée en un point et avait par là donné lieu à des hémorragies assez abondantes, elle présentait, en outre, vers sa partie supérieure, une partie fluctuante, contenant certainement un liquide dont la coloration paraissait, par transparence, violacée. La malade mourut d'épuisement.

Autopsie. — Pas de lymphangite pelvienne ; les ganglions auxquels aboutissent les lymphatiques des organes génitaux, ne présentent aucune altération ; utérus normal.

Les reins contiennent des noyaux cancéreux dont quelques-uns commencent à se ramollir ; on trouve aussi des noyaux dans les poumons. La malade avait, pendant les derniers temps de sa vie, présenté une toux fréquente, sans expectoration caractéristique.

Le poumon gauche présente, au sommet, des adhérences intimes avec la plèvre pariétale ; il est en ce point, creusé d'une vaste caverne dont les parois sont recouvertes d'un patrilage grisâtre.

Le lobe moyen du poumon droit présente aussi une tumeur saillante à sa face externe, et qui à la coupe paraît ramollie, et constituée par une matière analogue à celle qui tapisse les parois de la cavité du poumon gauche. La tumeur du sein est formée presque entièrement par une poche remplie de liquide sanguinolent ; cette poche repose sur une base indurée. Les parois, examinées au microscope par M. Deprès, sont formées par des culs-de-sac glandulaires séparés par des éléments fibro-plastiques.

Observation XIV

Hirigoyen. — Bulletin de la Société de Médecine et de Chirurgie de Bordeaux
Cancer du clitoris avec généralisation

Jeanne D...., âgée de 65 ans, entre le 30 avril 1877, à l'hôpital St-André, salle n° 11.

Depuis 6 mois, à la suite de vives démangeaisons, ulcérations à la région clitoridienne. Au moment de l'entrée à l'hôpital, cette ulcération circulaire mesure 6 centimètres de diamètre, et s'étend du clitoris au bord antérieur de la grande lèvre gauche. Elle présente l'aspect d'un cancroïde papillaire. Un peu de rougeur au-dessus du méat urinaire ; un petit ganglion dans l'aine gauche.

M. le docteur Demons enlève la tumeur au thermo-cautère, en ayant soin de dépasser d'un centimètre les bords de l'ulcération. Au bout d'un mois, la malade quitte l'hôpital en bon état.

Un an après, la généralisation cancéreuse s'était effectuée : une masse ganglionnaire volumineuse occupait le pli de l'aine ; les ganglions abdominaux étaient eux-mêmes envahis, et la malade ne tarda pas à succomber aux accidents généraux consécutifs à la diathèse.

L'examen histologique de la tumeur au moment de son ablation, montra que l'on avait affaire à un épithélioma pavimenteux lobulé, avec glebes épidermiques.

CHAPITRE IV

DIAGNOSTIC

Lorsqu'on se trouve en présence d'un cancer non ulcéré du clitoris, on peut se demander surtout si l'on n'a pas affaire à une tumeur bénigne, à un papillome dont il prend souvent l'aspect macroscopique.

L'absence d'induration, la tendance de ces tumeurs à se pédiculiser, leur multiplicité feront faire le diagnostic.

En présence d'une tumeur ulcérée, le diagnostic est plus difficile et l'on peut songer au chancre mou, à l'ulcération tuberculeuse, au chancre syphilitique, à la syphilis secondaire et tertiaire, à l'esthiomène de la vulve, à la leucoplasie.

1° *Chancre mou.* — L'âge des malades, les commémoratifs guideront le médecin. On se basera en outre sur la marche aiguë du chancre mou, l'adénopathie précoce et le plus souvent suppurée, l'absence d'induration, le nombre des plaies, car, comme dit Ricord « le chancre » mou vit en famille, entouré de ses rejetons ».

2° *Ulcère tuberculeux.* — Il est excessivement rare et s'accompagne d'autres lésions tuberculeuses dans les autres organes.

3° *Chancre syphilitique.* — Le chancre syphilitique du clitoris simule assez bien le cancer, mais il est plus superficiel, peu suintant, l'engorgement ganglionnaire est précoce, en pléiade. Enfin le traitement spécifique assurera en dernier lieu le diagnostic.

4° *Syphilis secondaire et tertiaire.* — C'est le traitement spécifique, qui, en dehors de la rareté de la localisation de la syphilis secondaire et tertiaire sur le clitoris, est le principal élément du diagnostic.

5° *Esthiomène.* — L'aspect de l'ulcération, dans l'esthiomène, diffère surtout par sa périphérie. Il n'y a pas d'induration ; la coloration est blanchâtre, semblable à un liseré cicatriciel ; et on voit sur les bords, des brides cicatricielles, indices de la marche indécise de l'affection, de ses alternances de destruction et de réparation. Enfin il n'y a pas d'adénite.

6° *Leucoplasie vulvaire.* — Le diagnostic n'est pas à faire si l'on admet avec Le Dentu, Paul Petit, Perruchet, que la leucoplasie n'est que le premier degré du cancer.

Si l'on veut déterminer en présence de quelle sorte de cancer clitoridien l'on se trouve, il faut avoir recours à l'examen microscopique, qui peut seul éclairer le diagnostic.

CHAPITRE V

ÉVOLUTION. — PRONOSTIC

Il est très difficile de dire quelle est la durée de l'évolution du cancer clitoridien. En effet, lorsque l'affection ne débute pas par du prurit vulvaire, la malade ne s'en aperçoit pas et le chirurgien ne peut constater la tumeur qu'à une période déjà avancée de la maladie, alors qu'elle est installée depuis longtemps.

Quelle que soit la durée de l'évolution, le pronostic est fatal et à brève échéance dès que le néoplasme est ulcéré, si l'on n'intervient pas chirurgicalement. Dans ce cas, la survie oscille entre 2 et 3 ans après l'apparition de l'ulcération (Pozzi), entre 6 et 15 mois (Schmidlechner). La mort survient par cachexie ou par embolie.

Si l'on applique le traitement chirurgical, voici quelles sont les statistiques au point de vue du pronostic. Fileux, sur 13 épithéliomas de la vulve opérés, trouve que 11 ont dépassé 2 ans de survie sans récidive.

La statistique, pour le sarcome, est moins satisfaisante. Sur 9 opérés, 6 sont morts moins d'un an après l'opération. Schmidlechner, ne relevant que les cas de cancer du clitoris, trouve que sur 10 opérées 2 moururent après

18 mois, une après 3 ans et une après 5 ans — sans récidive.

Le plus souvent il y a récidive quelques mois après l'opération et les opérées succombent peu de temps après la seconde intervention.

CHAPITRE IV

TRAITEMENT

Lorsqu'on diagnostique un cancer du clitoris, un seul traitement s'impose actuellement, c'est le traitement chirurgical. Il y a pourtant quelques contre-indications :

1° Quand la malade est si cachectisée qu'elle ne pourrait supporter l'opération ;

2° Quand le néoplasme est si étendu qu'il est impossible de l'enlever tout entier ;

3° Quand la malade est dans un état diathésique grave : diabète, albuminurie.

Quand aucune de ces contre-indications n'existe, on doit donc intervenir et on a le choix entre deux méthodes : l'exérèse au thermo-cautère et l'excision au bistouri.

Le thermo-cautère a l'avantage d'arrêter momentanément l'hémorragie qui peut être considérable ; mais l'opération est lente ; on n'est pas sûr de faire l'ablation complète du néoplasme, et la réunion immédiate de la plaie opératoire est impossible.

Reste l'ablation à l'aide du bistouri, qui constitue une méthode rapide, permettant de se rendre compte de l'étendue de la tumeur et de poursuivre les lésions jusque dans leurs prolongements. L'hémorragie peut être combattue au moyen de pinces hémostatiques.

L'opération pour être complète doit comprendre l'ablation des ganglions, même lorsqu'on n'est pas sûr qu'ils soient atteints par la néoplasie. Fileux rapporte en effet le cas d'une malade à qui Schwartze avait négligé d'enlever les ganglions de l'aine qui ne paraissaient pas atteints : 5 mois plus tard cette malade revenait avec une récidive ganglionnaire, sans récidive locale.

Ce cas montre bien que si on a le moindre doute sur l'état des ganglions, il vaut mieux pécher par excès que par défaut de prudence et les enlever.

CONCLUSIONS

I. — Le Cancer primitif du clitoris est une affection rare qui se présente sous forme d'épithélioma, de sarcome et de mélanome.

II. — La forme la plus fréquente est l'épithélioma pavimenteux lobulé.

III. — La leucoplasie vulvaire est la seule notion étiologique qui paraisse ferme, depuis les travaux de Le Dentu, Pichevin, Auguste Pettit, Paul Petit.

IV. — L'évolution clinique du cancer primitif du clitoris est insidieuse à son début, mais elle aboutit fatalement à l'extension de la néoplasie aux parties voisines.

V. — Le traitement chirurgical donne d'assez bons résultats et il s'impose toutes les fois qu'il n'y a pas de contre-indications. Il consiste à faire l'ablation de la tumeur et des ganglions quand ils sont envahis.

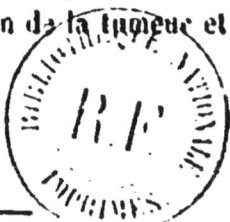

BIBLIOGRAPHIE

BEX. — Th. Paris, 1887. Leucoplasie et cancroïdes de la muqueuse vulvo-vaginale.

BARNSBY. — Soc. anatom , Paris, 1838. Epith. primitif du clitoris.

BOIVIN ET DUGÈS. — Traité des maladies de l'utérus et ses annexes.

BAILLY. — Gazette hebdomadaire de médecine et de chirurgie, 1868.

BRINDEL. — Bulletin de la Société d'anatomie et de physiologie de Bordeaux, 1894.

CHURCHILL. — Traité des maladies des femmes.

DUPLAY ET RECLUS. — Traité de gynécologie.

DESCHAMPS. — Arch. tocologie, 1885.

FILEUX. — Th. Paris, 1902. Du cancer primitif de la vulve.

FRANKE. — Th. Berlin, 1898 Tumeurs malignes des organes génitaux externes.

FAGUET. — Bulletins de la Soc. d'anat. et de physiol. de Bordeaux, 1894.

GAUCHER ET SERGENT. — Arch. de méd. expériment , 1900.

JACOBS. — Policlinique de Bruxelles, 1894.

LABADIE-LAGRAVE ET LEGUEU. — Traité de gynécologie.

La Gynécologie, 1903-1904.

LOURADOUR. — Th. Bordeaux, 1894. Cancer primitif du clitoris.

LE DENTU. — Revue de chirurgie, 1896.

LAHAYE. — Th. Paris, 1887. Cancer primitif du vestibule de la vulve.

LIPINSKI. — S akust-i jensk, St-Pétersbourg, 1897.

LEBERT. — Traité des maladies cancéreuses.

LOYRITCH. — Centralblatt für gynæcologie, 1898. Carcinome du clitoris.

LAUXOIS. — Soc. anatom., Paris, 1883. Cancer du clitoris.

LÉGER. — Soc. anatom., Paris, 1874. Tumeurs cancéreuses multiples chez une femme opérée d'un épithélioma de la vulve.

MONOD. — Annales de la policlinique de Bordeaux, 1896.

MAUREL. — Th. Paris, 1888. De l'épithélioma vulvaire.

Morestin. — Soc. anatom., 1900.

Ozenne. — Th. Paris, 1884.

Mayer. — Monatsch. für. geburts. Berlin, 1848.

Pozzi. — Traité de gynécologie.

Perrin. — Annales de dermatologie, 1891.

Pichevin et Aug. Pettit. — Sem. gyn., 897.

F.-V. Perruchet. — *La Gynécologie*, février 1904.

Reclus. — Gaz. hebdomadaire, 1887. Gaz. Hôpitaux, 1888.

Rœter. — Deutsche medicinische Wochenschrift, 1894.

Reuben Peterson. — Soc. américaine de gynécologie, 1903.

Soubougyn. — Vrach., St-Pétersbourg, 1881.

Soubeyran et Bosc. — Soc. des sciences médicales, Montpellier, 1904.

Schwartze. — Th. Berlin, 1893. Résultats des opérations radicales sur la vulve et le vagin.

Syme. — Melbourne, 1893. Epithélioma de la vulve et du vagin.

Sassy. — Th. Montpellier, 1891. Des tumeurs primitives de la vulve.

Soulier. — Th. Paris, 1889. Du cancer primitif du méat chez la femme.

Schmidlechner. — Archiv. für gynækologie, 1904.

Typakkof. — St-Pétersbourg, 1893. Cancer de la vulve.

Trélat. — Gaz. Hôpitaux, 1882.

Wassermann. — Th. Paris, 1895. Epithélioma primitif de l'urèthre.

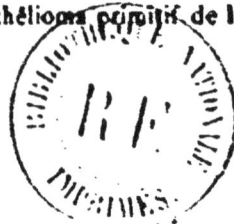

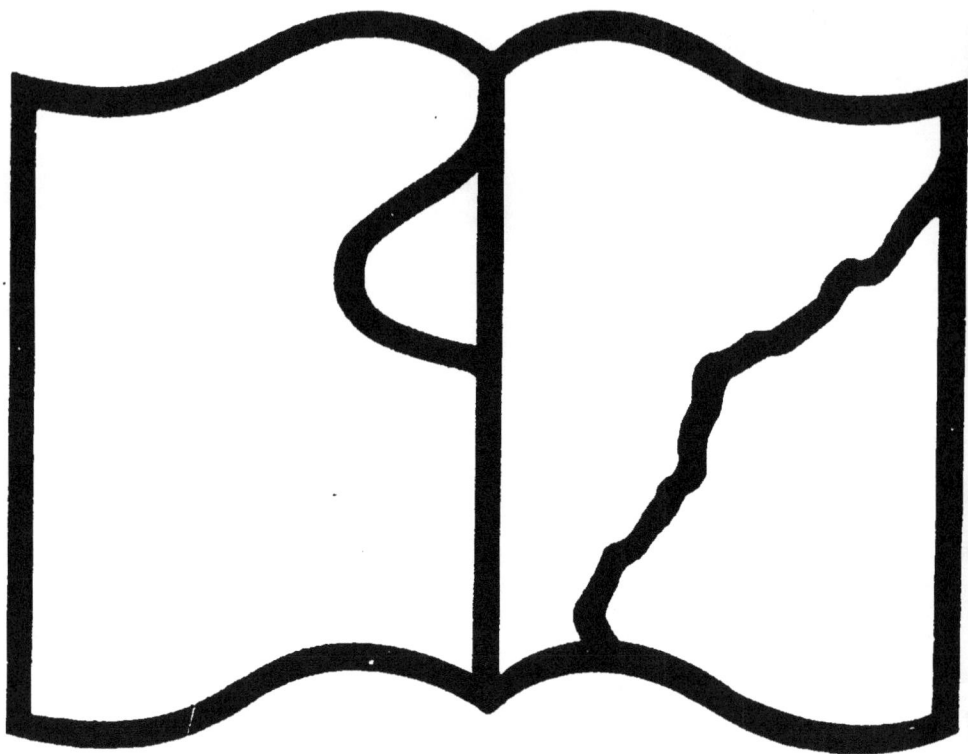

Texte détérioré — reliure défectueuse

NF Z 43-120-11

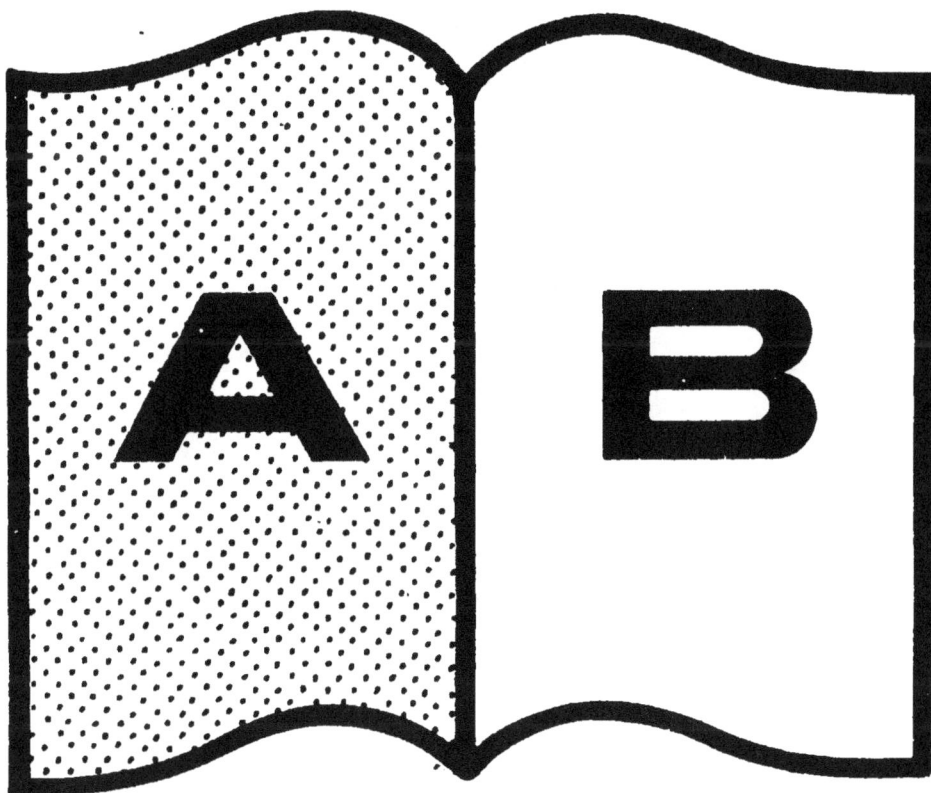

Contraste insuffisant

NF Z 43-120-14

www.ingramcontent.com/pod-product-compliance
Lightning Source LLC
Chambersburg PA
CBHW070821210326
41520CB00011B/2059